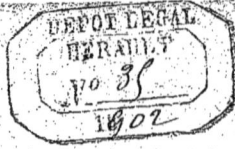
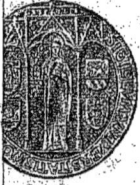

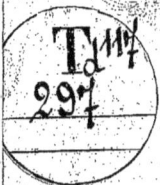

Docteur P. GRANAL

La Néphrite

dans le

Paludisme aigu

MONTPELLIER

G. FIRMIN, MONTANE ET SICARDI

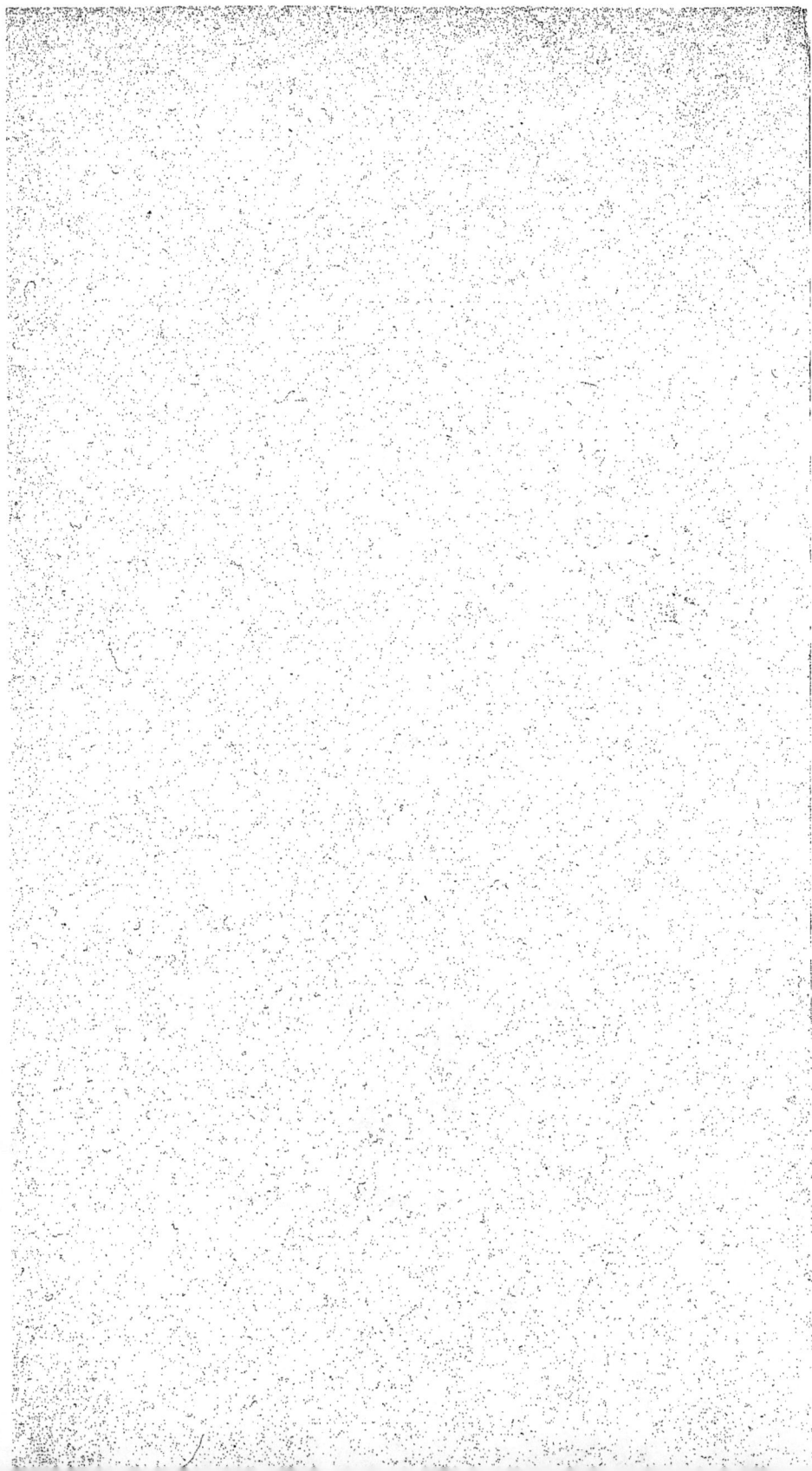

LA NÉPHRITE

DANS LE

PALUDISME AIGU

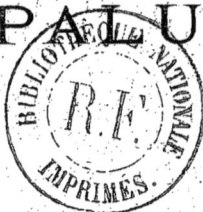

PAR

Paul GRANAL

DOCTEUR EN MÉDECINE

MONTPELLIER

IMPRIMERIE Gustave FIRMIN, MONTANE ET SICARDI

Rue Ferdinand-Fabre et quai du Verdanson

1902

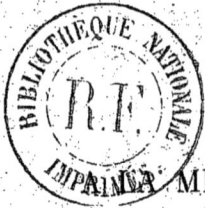

MÉMOIRE DE MON PÈRE

A la Mémoire de mon Oncle Frédéric BOUSQUET

PHARMACIEN A BÉZIERS

P. GRANAL.

A MA MÈRE

A MON FRÈRE ET A MA SŒUR

A TOUS MES PARENTS

A MES AMIS

P. GRANAL.

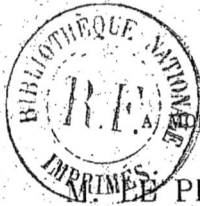

A MON PRÉSIDENT DE THÈSE

M. LE PROFESSEUR GRASSET

PROFESSEUR DE CLINIQUE MÉDICALE A L'UNIVERSITE DE MONTPELLIER
ASSOCIÉ NATIONAL DE L'ACADÉMIE DE MÉDECINE
CHEVALIER DE LA LÉGION D'HONNEUR

A M. LE PROFESSEUR-AGRÉGÉ RAUZIER

P. GRANAL.

INTRODUCTION

Arrivé au terme de nos études médicales et sur le point de choisir un sujet de thèse, notre attention fut attirée à l'hôpital par M. le professeur agrégé Rauzier, suppléant M. le professeur Grasset, sur un jeune malade du service qui, entré depuis quelques jours pour des accès de fièvre intermittente, nous offrait les signes d'une néphrite aiguë.

Cette association morbide nous parut intéressante à étudier, car nous avons rarement dans nos régions l'occasion de l'observer, et d'autre part un médecin militaire, ayant à ce sujet une expérience particulière, semblait au moins la mettre en doute : « J'ai soigné, nous disait-il, en Afrique des milliers de paludéens et je n'ai pas vu une seule néphrite. »

Cependant, dès les premières recherches, nous eûmes vite constaté que les complications rénales de la malaria étaient loin d'être rares et qu'une étude complète ne pouvait en être présentée dans un travail ayant des prétentions aussi modestes que le nôtre. L'action du paludisme sur le rein mérite d'être examinée à deux points de vue différents. En effet :

1° En tant que maladie chronique, « le paludisme développe lentement une néphrite dont les symptômes diffèrent peu de ceux de toutes les scléroses rénales. Le début en est plus ou moins insidieux... la marche essentiellement lente et progressive... la durée relativement longue... l'urémie la terminaison habituelle. » (Lancereaux) Signalons encore la dégénérescence amyloïde du rein que l'on observe parfois au cours de la cachexie paludéenne.

2° En tant que maladie aiguë, c'est-à-dire au moment des accès fébriles, le paludisme agit sur le rein à la manière de toutes les maladies infectieuses. Mais ici les auteurs sont loin d'être d'accord : beaucoup diminuent ou même nient complètement son influence, d'autres l'exagèrent ; la néphrite du paludisme aigu paraît moins bien établie que celle du paludisme chronique et c'est sur elle seule que portera notre étude.

Mais avant d'aborder notre sujet, nous sommes heureux de saisir l'occasion qui nous est offerte de remercier publiquement tous nos Maîtres de leur enseignement éclairé et de leur bienveillante sympathie à notre égard. Il en est parmi eux auxquels nous voulons adresser un particulier hommage de reconnaissance.

Que M. le professeur Grynfeltt veuille bien accepter l'expression de notre profonde gratitude pour la sollicitude toute paternelle dont il n'a cessé de nous entourer durant le cours de nos études.

Nous avons contracté envers M. le professeur agrégé

Mouret une dette de reconnaissance que nous nous rap-
pellerons toujours sans jamais pouvoir l'acquitter.

M. le professeur agrégé Galavielle nous a fait profiter
de ses bons conseils et nous a donné maintes fois les
marques d'un intérêt dont nous sentons tout le prix.

M. le professeur agrégé Rauzier nous a inspiré le sujet
de ce travail. Le charme de son enseignement fit de nous
un de ses élèves assidus ; à ses consultations internes
nous avons appris à interroger un malade avec méthode,
à donner à chaque symptôme sa place et sa valeur, à
connaître rapidement l'état des divers appareils, et nous
ne saurions lui dire ce que nous avons le plus admiré du
talent ou de la bonté avec lesquels il met son inépuisable
science à la disposition de ses élèves.

Nous ressentons vivement l'honneur que nous fait M.
le professeur Grasset en acceptant la présidence de notre
thèse et nous le prions de recevoir tous nos remerciements.

LA NÉPHRITE

LE PALUDISME AIGU

HISTORIQUE

La première mention d'un rapport entre le paludisme et la néphrite, semble devoir être attribuée à *Blackhall*, qui, en 1818, signale la coïncidence d'une urine coagulable avec des hydropisies dues aux fièvres intermittentes.

Bouillaud, en 1837, publie l'observation d'un homme de 28 ans, dont l'hydropisie avec urine coagulable, consécutive à la fièvre intermittente, résista aux remèdes employés pendant un mois et demi qu'il resta à l'hôpital de la Charité.

Rayer, dans son Traité des maladies des reins (1839), tout en déclarant que les fièvres intermittentes ne paraissent pas avoir une action réelle sur la production des néphrites, fait remarquer que parmi les hydropisies observées dans le paludisme « il en est qui vont avec une urine coagulable et dépendent des lésions rénales

développées sous l'influence soit de ces fièvres, soit des
conditions atmosphériques (froid, humidité) habituellement existantes dans les lieux où elles sont endémiques.

» Ces hydropisies avec urine coagulable, consécutives
aux fièvres intermittentes, ont les mêmes symptômes et
la même marche que celles qui suivent les néphrites albumineuses et elles doivent être généralement traitées de
la même manière. Toutefois la coïncidence d'un engorgement de la rate ou d'accès de fièvre réguliers peut
exiger qu'on emploie d'abord le sulfate de quinine ou, au
moins, de concert avec les remèdes dirigés contre l'hydropisie ou l'affection des reins. »

Chenouard indique, dans un rapport de 1845, que dans
l'Indre-et-Loire les fièvres intermittentes sont une des
principales causes de néphrite.

Marlin Solon, en 1848, déclare qu'on trouve une albuminurie transitoire dans le quart des accès intermittents.

Lenz (1865) écrit que la fièvre intermittente est très souvent cause de néphrite diffuse.

Rosenstein (1870), observant à Dantzig, trouve que 23 "/₀
des néphrites doivent être attribuées à la fièvre malarienne.

D'après *Bartels* (1877), la malaria est la cause la plus
fréquente du mal de Bright parmi celles qui sont bien
établies.

Hertz (1877) dit qu'il n'est pas rare de trouver albuminurie et hématurie dans le cours des fièvres malariennes.
On peut trouver l'albuminurie soit seulement pendant les
accès de fièvre, soit même pendant les intervalles. Cette
albuminurie disparaît à la guérison ; dans quelques cas
cependant il se développe une néphrite chronique diffuse.

Soldatow (1878) étudie les lésions des reins dans 350

nécropsies de soldats russes morts de malaria dans l'est de la Roumélie.

Bamberger (1879) sur 2340 cas de mal de Bright, en nota 13 seulement attribuables à la malaria.

En Amérique, Woodward, Busey, da Costa, Lowing, Berkley, Pepper, Clemens font paraître les résultats de leurs observations sur le sujet qui nous occupe.

Jaccoud (1883), dans son Traité de pathologie interne, n'attache aucune importance aux troubles rénaux dans le paludisme aigu. « L'albuminurie qu'on y rencontre, dit-il, n'est qu'un épisode de la fièvre, et il importe de ne pas la confondre avec l'albuminurie de la cachexie, qui a une toute autre signification. »

Atkinson fait paraître, en 1884, un mémoire très documenté. Il conclut de ses observations que l'albuminurie transitoire n'est pas rare au cours des fièvres palustres. Elle peut se montrer seulement au moment des accès ou persister dans leurs intervalles. Le plus souvent, la néphrite est canaliculaire et diffuse avec prédominance des lésions autour des glomérules. Le rein contracté peut être l'aboutissant de la néphrite paludique ; mais, sauf dans les cas invétérés, la lésion tend à la guérison et s'éteint souvent peu à peu sous l'influence du traitement spécifique de l'impaludisme ; en tous cas c'est toujours à cette dernière médication qu'il faut recourir avant de s'adresser au traitement habituel du mal de Bright.

Rosenheim publie, en 1886, l'observation d'une fille qui, entrée à l'hôpital avec des accès de fièvre, présenta une albuminurie dont le sulfate de quinine eut raison en 12 jours.

De Brun relate 3 observations ayant pour but de démontrer qu'à côté des lésions rénales définitives des cachectiques, il existe une variété d'albuminurie palustre bien différente : elle peut pendant un certain temps ne se traduire par aucun signe qui indique l'obligation d'examiner les urines ; elle peut provoquer ses troubles habituels (œdèmes, épanchements, etc.). Elle ne nécessite pas le régime lacté et son traitement doit consister en nourriture copieuse, sulfate de quinine, toniques et quinquina.

Lecorché et *Talamon* (1888) résument ainsi l'action du paludisme sur le rein : « On peut observer dans l'impaludisme soit une albuminurie passagère au moment des accès intermittents, soit une albuminurie accompagnée d'hématurie en rapport avec des lésions aiguës du rein pendant les accès graves ou pernicieux, soit enfin une albuminurie chronique et permanente, associée aux lésions du mal de Bright au cours de la cachexie paludéenne.

Kelsch et *Kiener*, en 1889, dans leur Traité des maladies des pays chauds et dans diverses publications antérieures, ont longuement étudié l'anatomie pathologique de la néphrite paludéenne.

Fereira (1893) écrit qu'à Rio-Janeiro l'albuminurie est une complication commune de la malaria, que parfois elle s'accompagne d'œdème de la figure et des membres inférieurs et que, parmi les néphrites infectieuses, la néphrite malarienne occupe une place saillante. Il s'agirait d'une néphrite diffuse pouvant être promptement enrayée à l'aide d'une thérapeutique anti-malarienne qui doit être employée sans perte de temps.

Lancereaux (1894) ne voit dans les troubles rénaux de la phase aiguë de l'intoxication palustre que des épiphénomènes de la fièvre paludéenne qui méritent à peine d'être signalés, et il passe immédiatement à l'étude des lésions de la phase chronique.

On est surpris que *Laveran*, dans son Traité du Paludisme de 1897, mentionne à peine la néphrite paludéenne.

Mannaberg (1898) considère la néphrite comme une des complications les moins rares de la malaria. On observe les formes aiguë, subaiguë et chronique. La marche des néphrites malariennes ne se distingue en rien de celle des néphrites dues à d'autres causes.

Rem Picci (1898) reconnaît que l'infection malarienne peut être la cause non seulement de simple albuminurie, mais aussi d'altérations rénales étendues, bien que de tels cas soient rares. La néphrite malarienne arrive plus communément à l'automne qu'au printemps et est particulièrement fréquente chez les jeunes individus. Elle se présente à la fois dans les formes sévères et légères de la maladie et n'est pas plus fréquente dans l'une que dans l'autre. Elle est d'habitude bénigne et d'une issue favorable, mais elle peut être intense et, dans quelques cas, passer à l'état chronique. Les signes de néphrite n'apparaissent pas seulement pendant l'attaque malarienne, mais se développent quelquefois après la disparition des symptômes aigus de l'infection (cas post-malariens).

Thayer (1898) étudie la fréquence de l'albuminurie et de la néphrite dans la fièvre malarienne, comparativement à ce que l'on voit dans quelques autres infections aiguës. Bien qu'au-dessous de la fièvre typhoïde, de la scarlatine, de la diphtérie, la malaria a cependant une influence considérable, surtout dans l'infection estivo-automnale où l'on observe de l'albuminurie dans 58 cas 0/0 et de la néphrite dans 4 0/0.

Enfin le docteur *Canceil*, en 1899, soutient dans notre Faculté une thèse sur la « néphrite paludéenne » à l'occasion de deux cas observés dans le service de M. le professeur Carrieu.

ÉTIOLOGIE. — PATHOGÉNIE

Un problème quelquefois difficile à résoudre au lit du malade est celui de l'étiologie d'une néphrite. Les reins par leurs fonctions sont soumis à tant d'actions nocives qu'on est quelquefois embarrassé pour faire la part de différents éléments étiologiques. De plus, les facteurs de maladies, qu'on interrogeait avec tant de soin autrefois, et qui, depuis la découverte des microbes, sont peut-être un peu négligés, prennent souvent dans la pathogénie rénale une influence particulièrement considérable, et le refroidissement, par exemple, à lui seul, suffit à provoquer une néphrite des mieux caractérisées. Aussi, en présence d'une néphrite, faudra-t-il toujours s'appliquer à mettre en lumière l'action si souvent combinée de différents agents. Dans la néphrite paludéenne, en particulier, on doit tenir grand compte des *conditions ambiantes*.

Rayer se demandait « si les altérations rénales dépendaient des fièvres ou des *conditions atmosphériques* (froid, humidité), habituellement existantes dans les pays où ces fièvres sont endémiques ».

L'influence de la *saison* est aussi très nette et tous les auteurs signalent la fréquence plus grande de cette complication en automne.

Thayer, dans ses statistiques, trouve pour la fièvre estivo-automnale 58 0[0 d'albuminurie au lieu de 44 0[0 dans les autres saisons, et 4 0[0 de néphrite au lieu de 2 0[0.

Les *foyers malariens* retentissent différemment sur le rein. Rosenstein observa à Dantzig de nombreuses néphrites palustres, tandis qu'à Groningen, une des localités les plus insalubres du nord de la Hollande, il ne constata que rarement des complications rénales. Sous les tropiques, si l'on en juge par le silence de nos médecins de la marine, les lésions rénales seraient plus rares que dans nos pays.

Le *génie épidémique* ne perd pas ici ses droits. Heidenhain, qui avait suivi à Marienwerder une série d'épidémies de fièvres intermittentes sans rencontrer de complication rénale, en observa une dernière pendant laquelle il ne trouva pas un seul cas où les reins ne fussent touchés.

Les *conditions individuelles* seront prises en sérieuse considération :

L'*âge* du sujet a son importance. Fereira et Rem Picci insistent sur la plus grande fréquence de la néphrite chez les jeunes individus.

L'*état des reins* est particulièrement utile à interroger, le paludisme pouvant révéler facilement une néphropathie antérieure restée latente.

On devra penser encore à ce qu'on appelle *l'hérédité d'appareil* par laquelle, chez tel sujet, un organe, sans qu'il soit facile d'expliquer pourquoi, est plus particulièrement vulnérable. Quelques auteurs, à ce sujet, ont signalé des observations curieuses à propos du rein, et nous avons constaté nous-même le fait suivant : Un jeune homme de 16 ans prit à la suite d'un refroidissement une néphrite aiguë suivie de pleurésie ; sa mère était morte

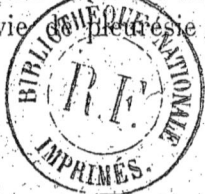

2

quelques années auparavant d'albuminurie gravidique, ayant nécessité un avortement provoqué, et son grand-père maternel est depuis longtemps un albuminurique avéré.

Aidé ou non de ces divers éléments étiologiques, le paludisme aigu fait de la néphrite, mais par quel mécanisme ? Quelle est la *pathogénie* de cette néphrite paludéenne ? C'est celle de toutes les néphrites infectieuses. Cette question souleva autrefois d'intéressantes discussions.

Avec Jaccoud on crut longtemps qu'une altération profonde du sang changeait les conditions de diffusibilité de l'albumine en lui permettant de fuser à travers le rein et de devenir ainsi elle-même l'agent irritant de l'épithélium.

Quand vinrent les microbes on les trouva partout, dans les artérioles du rein, dans les anses des glomérules, et on les accusa d'être les agents directs des lésions rénales.

Plus tard, quand on connut mieux leur manière de faire et qu'on s'aperçut que beaucoup d'entre eux ne passaient pas dans le sang, on donna à leurs toxines entraînées par le courant sanguin et éliminées par les urines, le rôle d'agent irritant de l'épithélium rénal. Aujourd'hui on dirait volontiers que toutes les causes de néphrite ont ce même mode d'action : toxhémie initiale et lésion secondaire de la glande rénale.

L'élimination des produits toxiques de l'infection, voilà donc la cause provocatrice de la néphrite. Quant à préciser la genèse de ces produits toxiques, on pourrait encore avoir quelque incertitude. On sait que le parasite de Laveran est un grand destructeur de globules rouges et que les choses se passent comme s'il faisait deux parts de l'hémoglobine qu'il décompose : l'une qu'il assimile, c'est le pigment mélanique ; l'autre qu'il abandonne comme déchet, c'est le pigment ocre. Le pigment mélanique, incorporé aux parasites et aux phagocythes, se retrouve dans les thromboses caractéristiques des capillaires des divers organes. Le pigment ocre se dépose dans les parenchymes et est rejeté par les émonctoires.

La résorption du pigment mélanique, l'élimination du pigment ocre sont généralement considérés comme les principaux agents de l'irritation rénale ; peut-être faut-il faire intervenir encore une sécrétion du parasite ? Cela est possible, mais non démontré. Toujours est-il qu'il faut y ajouter pour une bonne part l'auto-intoxication par les déchets de la fièvre et par des troubles de nutrition. Rappelons encore en passant que plusieurs auteurs ont accusé la quinine de produire certains troubles rénaux observés au cours de la malaria, notamment l'hémoglobinurie et l'hématurie. Cette accusation pouvait être justifiée autrefois, quand on faisait prendre aux malades des quantités considérables de ce médicament ; mais aujourd'hui que la dose moyenne administrée pendant la période fébrile ne dépasse pas 1 gramme par jour, on ne saurait soutenir cette opinion. D'ailleurs, on voit dans quelques observations des malades entrer à l'hôpital avec ces complications rénales, alors qu'ils n'ont pas encore pris de quinine.

Enfin, l'étude de l'accès fébrile donne lieu à certaines considérations pathogéniques intéressantes. Quelques auteurs ont fait remarquer que lorsque le stade de sueur faisait défaut ou était imparfait, les reins étaient plus touchés. Il n'y a là rien de bien étonnant si l'on songe à la quantité considérable de poisons qui peut être éliminée par une sueur abondante.

Notons enfin qu'au moment de la débâcle uro-toxique les reins se trouvent dans un état de congestion intense qui les rend particulièrement vulnérables. Pendant le frisson, il se produit, en effet, un refoulement du sang dans les organes internes par ischémie périphérique. Cette congestion atteint même au niveau des reins une particulière intensité, ainsi que le montre une curieuse observation de Sorel : chez un malade les urines devenaient hématuriques dès avant le frisson et restaient claires dans l'intervalle des accès.

ANATOMIE PATHOLOGIQUE

Les formes anatomiques des néphrites infectieuses ne varient guère, dans les grandes lignes au moins ; les lésions paraissent avoir leurs conditions déterminantes moins dans le facteur étiologique que dans les propriétés réactionnelles de la glande. Parfois on notera quelques détails particuliers, mais de peu d'importance, dans l'espèce, l'imprégnation des cellules épithéliales par les pigments dérivés de l'hémoglobine. Mais on peut dire que dans aucun cas, les altérations aiguës du rein ne revêtent un type vraiment distinct.

Les lésions peuvent être plus ou moins étendues, plus ou moins profondes, plus ou moins durables, aller de la simple hyperémie à la dégénérescence aiguë des épithéliums et relever du même facteur qui n'a varié que dans sa durée ou son intensité.

Comme la pathogénie l'a fait prévoir, nous allons trouver surtout des lésions parenchymateuses auxquelles s'associent des altérations interstitielles et vasculaires très secondaires.

Caractères macroscopiques. — Les reins sont fortement augmentés de volume. Leur poids peut aller de 350 à

450 grammes au lieu de 140, chiffre normal. Leurs caractères se modifient avec la durée du processus ; à mesure que l'inflammation devient plus ancienne le rein diminue de volume, l'hyperémie, d'abord générale, se localise ; la coloration de rougeâtre devient grisâtre puis blanchâtre ; la capsule s'épaissit de plus en plus et son adhérence à la surface de l'organe, d'abord nulle, devient telle que la décortication entraîne çà et là quelques parcelles de tissu glandulaire.

A la coupe on voit la substance médullaire à peu près normale ; la substance corticale est plus ou moins congestionnée et épaissie, d'une teinte brunâtre (dépôt de pigment dans les tubes contournés), traversée de stries rouges (vaisseaux interlobulaires gorgés de sang), et parsemée de points rouges et pâles (glomérules hyperémiés et exsangues).

Caractères microscopiques. — Nous allons les étudier dans les diverses parties de l'organe.

Glomérules. — Les lésions des glomérules de Malpighi sont constantes. Sous l'influence de la congestion, les capillaires se dilatent, et à l'intérieur de la capsule s'épanche un exsudat albumineux qui contient des globules blancs, des globules rouges passés par diapédèse et, dans quelques cas, des boules hyalines. On voit quelques cellules mélanifères. L'épithélium de revêtement du glomérule participe très activement à la phlegmasie, ses cellules deviennent turgides, saillantes et se desquament. Suivant la durée du processus inflammatoire, les anses vasculaires des capillaires agglutinées peuvent subir un commencement de transformation conjonctive ; la capsule s'épaissit et contracte des adhérences avec le glomérule qui tend à devenir fibreux.

Foyers périglomérulaires. — L'inflammation rayonne ordinairement autour du glomérule dans une zone comprenant une ou plusieurs rangées de sections de tubes contournés. Ces tubes ont leur calibre diminué par la multiplication de leurs cellules épithéliales ; à mesure que la lésion avance, les tubes se rétrécissent et finalement ils se réduisent à des colonnettes cellulaires sans lumière apparente.

Lésions diffuses. — En dehors de ces foyers périglomérulaires, les lésions parenchymateuses ont moins d'importance. Les tubes contournés et les branches de Henle ont leur calibre normal. L'épithélium, imprégné de pigment hématique, présente çà et là les divers aspects caractéristiques de la sécrétion muqueuse, c'est-à-dire le renflement vésiculeux et le contour dentelé de son bord libre. La lumière des tubes est occupée par des globes hyalins et par de la matière pigmentaire brunâtre dissociée ou incorporée dans ces globes. Ces boules de substance protéique, jointes au sérum coagulé, aux globules rouges et blancs, à des fragments de cellules, contribuent à la formation des cylindres qu'on retrouve dans l'urine.

Çà et là quelques tubes contournés ou droits sont obstrués par des thrombus de globules rouges ou des leucocytes.

Les tubes collecteurs présentent les lésions d'une inflammation catarrhale, gonflement, multiplication, desquamation des cellules ; leur lumière est encombrée de cellules agglomérées et de cylindres venus de plus haut. Bon nombre d'entre eux renferment des infarctus hémorragiques composés de globules frais ou déjà modifiés.

Les altérations du tissu conjonctif sont peu appréciables.

SYMPTOMATOLOGIE

Suivant l'intensité de l'attaque, la forme clinique de la néphrite du paludisme aigu varie depuis le tableau symptomatique le plus effacé jusqu'aux accidents les plus graves. Tous les praticiens savent combien il est utile, au cours d'une maladie infectieuse, d'examiner les urines à intervalles rapprochés. Souvent, en effet, des altérations rénales se développent, insidieuses et latentes ; un examen direct peut seul les faire reconnaître et permettre ainsi d'attaquer le mal dès son début. Pendant une crise d'accès intermittents, si l'on ne néglige pas cette sage pratique, on aura fréquemment l'occasion de constater (une fois sur quatre disait Martin Solon) que, tandis qu'aucun signe extérieur ne le fait prévoir, les urines portent en elles la marque de la souffrance rénale.

R. l..., âgé de 26 ans, avait contracté les fièvres paludéennes à Palavas. Il était soigné depuis quelque temps par un médecin de la ville, lorsque son frère, docteur en médecine, vint le voir. Celui-ci eut la curiosité d'examiner ses urines et fut désagréablement surpris en y trouvant une quantité notable d'albumine. Cette albuminurie persista environ trois semaines, atteignant parfois la dose de 2 grammes par litre, sans qu'aucun autre signe de lésion rénale n'apparût. Pendant quelques jours seulement les urines diminuèrent de quantité et devinrent très foncées.

Voilà bien le premier degré de néphrite qui risque même, tant il est léger, de passer inaperçu, et qui cependant mérite de fixer notre attention. Cette albuminurie ayant persisté trois semaines dans le cas particulier et ayant atteint la dose de deux grammes par litre, ne saurait être mise sur le compte d'une modification du sérum sanguin, comme on le pensait autrefois, et témoigne, au contraire, d'un véritable processus de néphrite qu'il est bon d'enrayer à son origine. Avec une fréquence bien moindre, mais loin cependant d'être négligeable, on observe des néphrites de moyenne intensité pouvant donner lieu aux divers symptômes généralement observés.

L'anasarque est un des premiers signes qui attirent l'attention. Elle débute habituellement par les paupières et envahit la face qui est pâle et bouffie ; dans quelques observations elle paraît avoir atteint d'abord les malléoles, la paroi thoracique ou le cou. Peu à peu l'œdème envahit les membres inférieurs, les parois abdominales et toutes les régions riches en tissu cellulaire lâche. On constate fréquemment des épanchements dans les séreuses ; l'ascite et la pleurésie simple ou double sont souvent notées. Dans quelques cas, les œdèmes sont légers et fugaces ; ils peuvent même faire complètement défaut.

L'albuminurie précède d'habitude l'anasarque de quelques jours et lui survit un temps plus ou moins long. Il n'est cependant pas rare de voir l'anasarque la première en date. La quantité d'albumine varie de 0 gr. 50 à 5 gr.

Pendant toute la période dangereuse les urines baissent

en quantité et atteignent à peine 500 centimètres cubes ; en même temps elles sont très foncées, troubles, sanguinolentes et laissent déposer des sédiments abondants.

L'hématurie, souvent importante, est presque de règle. On la trouve dans toutes les observations de néphrite malarienne. Elle devient rarement un élément fâcheux de pronostic et paraît, au contraire, jouer parfois le rôle d'une saignée bienfaisante.

Les sédiments, examinés au microscope, contiennent des cylindres hyalins et granuleux, des cellules épithéliales, quelques globules blancs et de nombreux globules rouges.

Les symptômes subjectifs sont très variables. La céphalée et les douleurs lombaires ne manquent jamais. Les vomissements et la diarrhée ne sont pas rares ; la dyspnée, lorsqu'elle existe, n'est généralement pas inquiétante. On a quelquefois l'occasion d'observer quelques-uns de ces signes que Dieulafoy a réunis sous la dénomination de petits signes du brightisme : nuage devant les yeux, bourdonnements d'oreille, crampes dans les mollets, doigt mort, secousses électriques. Il est enfin exceptionnel de rencontrer les formes intenses se terminant rapidement par la mort. On en trouve pourtant un certain nombre d'observations, notamment dans Thayer. Le plus souvent ces néphrites débutent brusquement par une anasarque considérable. Les urines sont rares, très albumineuses, hautes en couleur, souvent sanguinolentes, déposant un sédiment abondant de matières granuleuses, hématiques, des moules hyalins et pigmentaires, des globules rouges et quelques leucocytes. La dyspnée est en rapport avec la fluxion ou l'œdème des poumons. La terminaison fatale survient par les progrès de l'hydropisie ou par des complications phlegmasiques et gangréneuses, ou par accidents urémiques aboutissant au coma.

DIAGNOSTIC. — MARCHE. — PRONOSTIC

Le diagnostic de néphrite s'impose dans les formes moyennes et intenses quand des symptômes non équivoques attirent l'attention ; dans les formes légères il dépend de l'examen systématique des urines.

La guérison est la terminaison habituelle de la néphrite survenue au cours d'accès intermittents. Cependant la rapidité avec laquelle ce résultat est obtenu est très variable et dépend d'un grand nombre de conditions que le clinicien doit mettre en lumière. Dans les cas les plus heureux l'albumine disparaît au bout de quelques jours.

D'autres fois, soit que l'atteinte ait été plus sévère ou plus lontemps ignorée, ou que le rein ait été antérieurement lésé, la néphrite passe à l'état subaigu, et ce n'est qu'après plusieurs mois d'une surveillance prudente que les symptômes s'atténuent et s'effacent et que peu à peu disparaissent les dernières traces d'albumine. Encore même après la disparition complète de l'albumine, le rein n'a-t-il pas recouvré toute sa perméabilité ainsi que le montre la lente élimination du bleu de méthylène. Enfin lorsque trop de circonstances défavorables se trouvent réunies, l'affection passe à l'état chronique et donne naissance à un mal de Bright, mais c'est là un fait exceptionnel et la néphrite chronique appartient surtout aux cas où une intoxication palustre prolongée verse pendant longtemps ses poisons sur le filtre rénal.

Le pronostic immédiat de l'affection est donc généralement favorable. Mais sauf pour les cas très légers et très rapidement guéris, il faudra toujours garder quelque réserve sur le fonctionnement ultérieur de la glande. Ce n'est pas en vain en effet que le rein est altéré une première fois et, dans les attaques répétées qu'il subira plus tard du fait des infections multiples auxquelles nous sommes exposés, il est à craindre qu'il ne reste au-dessous de sa tâche et qu'il ne rende ainsi sévère le pronostic de ces infections généralement bénignes par elles-mêmes.

OBSERVATIONS

Observation Première

(Communiquée par M. le Dʳ Calmette, chef de clinique)

Mars..., entre le 23 septembre 1901 à l'hôpital Suburbain, dans le service de M. le professeur agrégé Rauzier, salle Fouquet, nº 3.

Antécédents personnels :

Antécédents physiologiques. — Age : 19 ans. D'origine espagnole. Profession : domestique. Actuellement vendangeait aux Salins du Midi, en pays marécageux où sévit le paludisme.

Antécédents pathologiques. — Scarlatine dans l'enfance.

Antécédents héréditaires. — Rien à signaler.

Le 20 septembre. — M .. a de la courbature généralisée, de la céphalée, de l'anorexie avec constipation.

Il se sent brisé, abattu.

Vers 1 heure de l'après-midi, frisson intense, puis sensation de chaleur mordicante se terminant par un stade de sueur.

L'accès se calme vers les 4 à 5 heures.

21. — Nouvel accès avec les trois stades de frisson, chaleur, sueur.

22. — A la même heure, autre accès présentant les mêmes caractères.

23. — M... entre à l'hôpital où il est couché au nº 3 de la salle Fouquet.

Vers 1 heure de l'après-midi, frisson intense, puis sensation de chaleur, sueur abondante marquant la fin de l'accès.

On prend la température à 3 h. 1/2 du soir : 40°,7 ; pouls, 120.

24. — Température du matin : 36°,8 ; pouls 76. Langue épaisse, saburrale ; constipation. Abdomen légèrement douloureux à la pression. Souvent, crampes dans les mollets, sensation de doigt mort, mais pas de céphalée ni de troubles de la vue ; pas d'albumine dans les urines.

Cœur normal.

Thorax : rien à signaler.

On porte le diagnostic de fièvre intermittente quotidienne, de nature paludéenne, avec embarras gastro-intestinal.

On ordonne : régime lacté.

1. Un vomitif *illico* : $\begin{cases} \text{Ipéca, 1 gr. 20 ;} \\ \text{Tartre stibié, 0 gr. 10} \end{cases}$ en 2 paquets ;

2. Quinine, 1 gr. en injection (à faire de suite : 10 heures du matin) ;

3. 1 gr. de quinine en 3 cachets à prendre le 25, à 7, 8 et 9 heures du matin.

24. — 4 heures du soir : T. 37°.

25. — 6 heures du matin : T. 39° ;

  10 heures   —   T. 39°,6 ;

    3 heures du soir : T. 40°,4 ; Pouls, 100.

Le malade a eu vers 10 heures du matin de petits frissons, puis s'est senti chaud et a un peu sué.

L'accès, sous l'influence de la quinine, a donc été retardé et son intensité a été moindre.

Traces d'albumine dans les urines.

Traitement : 1 gr. de quinine en 3 cachets, 7, 8 et 9 heures du matin, à prendre tous les jours.

26. — Matin, 37°,5 ; soir, 37°. Pouls, 78. Langue moins sale. Rate un peu volumineuse. Matin, 36°,1 ; soir, 36°,2.

Le malade souffre de la fesse gauche, où l'injection de quinine a été faite. Au niveau de la piqûre, la peau est rouge, tendue ; il existe de la pseudo-fluctuation.

On applique un pansement humide.

28. — Matin, 38°,7 ; soir, 38°,2.

La fesse gauche est toujours douloureuse.

29. — Chute de la température.

Le malade n'a plus eu de fièvre à partir de ce jour.

30. — Fesse moins douloureuse, moins tendue. Amélioration de l'état général.

1er octobre. — On supprime la quinine. Le malade se sent bien. Alimentation.

17. — En pleine santé, le malade présente de la bouffissure de la face avec œdème des paupières. Il a de l'anorexie, de la constipation. La langue est sale ; les conjonctives ont une teinte subictérique, et on remarque quelques ecchymoses sous conjonctivales. Pas de céphalée ni de troubles de la vue.

Les urines sont moins abondantes et contiennent 1 gr. 80 d'albumine.

Rien au cœur. Pas d'œdème des membres inférieurs.

On met le malade au régime lacté absolu et on ordonne le repos au lit.

21. — Même état ; l'œdème des paupières et la bouffissure du visage persistent.

Le malade urine bien, mais les urines sont très foncées hématiques et contiennent 3 gr. 10 d'albumine ; à l'examen du dépôt on trouve quelques globules rouges, de nombreux globules blancs et des cylindres hyalins et épithéliaux.

Réflexes. — Les réflexes rotuliens sont exagérés des deux côtés, mais beaucoup plus à gauche ; pas de danse de la rotule ni de clonus du pied ; réflexe patellaire normal. Pupilles normales ; réflexe pupillaire normal.

Pouls 88 ; tension, 15.

2 novembre. — La quantité d'albumine dans les urines oscille entre 1,50 et 3,50 ; toujours des globules rouges et des cylindres dans les urines.

Le malade demande à manger ; on permet deux soupes au lait et une purée ; on ordonne des bains chauds.

14. — Le malade a mal aux reins, il se sent plus faible. Constipation. Langue grise au centre, rouge à la pointe et sur les bords.

Pas de fièvre. Pouls, 74 ; tension, 14.

Réflexes rotuliens toujours exagérés, surtout du côté gauche ; réflexes des membres supérieurs exagérés : réflexe crémastérien légèrement exagéré.

Le malade urine bien, la quantité d'albumine diminue de jour en jour, elle n'est plus que de 1 gramme. Toujours des globules rouges et blancs et des cylindres dans le dépôt.

Même régime. On continue les bains chauds à 38°.

18 décembre. - Depuis plusieurs jours le malade travaillait et aidait un peu les infirmiers dans la salle. Actuellement, il se plaint de palpitations de cœur ; il sent, dit-il, battre son cœur violemment et douloureusement au moindre effort.

Pouls, 84, régulier, plein, bien frappé ; tension, 15.

Cœur : hypertrophié ; la pointe est un peu abaissée ; elle bat dans le sixième espace intercostal gauche, un peu en dehors de la ligne mamelonnaire.

A la palpation on sent la pointe battre énergiquement dans la paume de la main.

A l'auscultation : bruits normaux, pas de bruit de galop.

On ordonne douze gouttes de teinture de digitale dans un julep et on met le malade au régime lacté absolu.

2 janvier 1902. — Les palpitations sont moins intenses, mais persistent encore.

L'albumine diminue dans les urines, qui sont abondantes, plus claires et contiennent beaucoup moins de globules.

Pouls, 72, régulier ; tension, 16.

On cesse la digitale et on met le malade au régime lacto végétarien.

21. — Urines : abondantes, coloration normale, plus de globules ni de cylindres, des traces d'albumine seulement.

Toujours des palpitations de cœur.

Cœur : hypertrophié, sans bruit de galop.

Tension, 17 1/2 ; pouls, 104 (le malade étant allongé), 120 (le malade étant assis).

18 février. — Le malade a toujours des palpitations de cœur dès qu'il se livre à un exercice un peu violent ; si ce n'était cela il se sentirait tout à fait bien et n'accuse aucun autre trouble. Ses urines sont abondantes, claires et ne contiennent plus que de très légères traces d'albumine.

On met le malade au régime lacté mixte (un repas ordinaire à midi et du lait le soir).

14 mars. — Le malade se sent bien, mais il a encore quelques palpitations de cœur.

Pas de céphalée ni de troubles de la vue. Quelques crampes dans les mollets. Réflexe rotulien normal à droite, un peu exagéré à gauche.

Tension, 17 1/2 ; pouls, 80. Cœur, hypertrophié ; pas de bruit de galop.

On fait l'épreuve du bleu de méthylène.

Le matin, à 7 heures, on fait une injection hypodermique de 0,05 de bleu de méthylène et on recueille les urines d'abord, de demi-heure en demi-heure, puis d'heure en heure.

A 9 heures seulement le malade commençait à éliminer le bleu. Cette élimination s'est faite sans intermittence pendant six jours et, le 20 mars au matin, les urines du malade étaient encore très légèrement colorées par le bleu de méthylène. Le 20 au soir, les urines avaient une coloration normale.

3

On voit que dans cette expérience l'élimination du bleu a été tardive et très prolongée sans intermittence.

23. — Le malade sort de l'hôpital dans un état de santé très satisfaisant.

Il se sentirait très bien si ce n'était ses palpitations qui l'empêchent de se livrer à un travail trop pénible.

En résumé, il s'agit dans cette observation d'une néphrite survenue brusquement et sans raison apparente pendant la convalescence d'une infection malarienne aiguë. De pareils cas ne sont pas rares. Kelsch et Kiener ont eu souvent l'occasion de les signaler, et R. Picci leur a donné la dénomination de « cas post-malariens ».

Nous avons signalé une scarlatine pendant l'enfance dans les antécédents de notre malade ; il est donc possible, sans que rien cependant nous permette de l'affirmer, que ses reins eussent été déjà altérés par cette maladie infectieuse. Cependant, quand le malade est entré à l'hôpital, il n'avait pas d'albumine dans les urines, et il n'en avait plus quand il est sorti ; il semble donc que nous ayons le droit d'accuser le paludisme d'avoir créé sa néphrite et non de l'avoir seulement réveillée.

Nous verrons, d'ailleurs, par les observations suivantes, où nous n'avons pris que des sujets sans aucune tare rénale antérieure probable, que le paludisme aigu seul est bien capable de donner naissance à une néphrite.

Observation II

Atkinson. — Bright's Disease of malarial origin. — Case II.

H. Allemand, 29 ans, entré à l'hôpital le 14 septembre. Il
travaillait dans le comté d'Harford et s'était toujours bien
porté jusqu'à la maladie actuelle, qui date de 13 jours. Il avait
depuis cette époque une fièvre intermittente quotidienne et
était en plein accès à son arrivée à l'hôpital. Il présentait de
l'anasarque et une profonde anémie. Son urine était acide,
d = 1012, et chargée d'albumine. L'anasarque avait débuté
une semaine avant, à la fois par les extrémités supérieures et
inférieures. Il n'y avait cependant pas d'ascite. La langue
était blanche, tremblotante et légèrement chargée. On enten-
dait des râles sous-crépitants aux deux poumons en arrière, la
résonance vocale et les vibrations étaient diminuées. Léger
épanchement pleural à gauche. Pouls, 108. Température normale. On lui ordonna de prendre trois fois par jour 10 grains
de sulfate de quinine, ce traitement fut continué et l'on n'observa pas le retour de la fièvre.

Le 18, son urine était acide, d = 1013, et contenait de l'albumine en quantité considérable. Au microscope, on trouva
des urates amorphes, des cellules épithéliales et des cylindres.
Le malade se sentant mieux, quitta l'hôpital, quoiqu'il lui restât
encore de l'albumine et de l'œdème.

Il revint le 27, se plaignant de diarrhée. Il avait encore un
peu d'anasarque ; son urine, examinée le 4 octobre, ne contenait
pas d'albumine.

Le 5, cependant, l'albumine fit une légère apparition.

Le 11, il y avait une amélioration notable, mais il restait

encore un peu d'œdème. On observe avec l'acide nitrique un léger nuage ; au microscope quelques cylindres hyalins.

Il quitte de nouveau l'hôpital se sentant beaucoup mieux, mais non complètement guéri de son atteinte rénale.

Observation III

Atkinson. — Bright's disease of malarial origin. — Case III.

S.., cultivateur irlandais, 30 ans, entré à l'hôpital le 26 septembre. Sa maladie avait débuté un mois avant par des douleurs vagues et, depuis deux semaines, il avait de l'intermittente quotidienne ; ces jours derniers, la fièvre avait pris le type rémittent. Il disait s'être très bien porté jusque-là et avoir toujours pu se livrer sans peine aux travaux des champs. Deux jours avant son admission, il avait remarqué de l'enflure des pieds.

A son entrée, on voit un homme de forte complexion, mais pâle et légèrement hydropique. Langue chargée. Urine acide, d = 1012. Pas de précipité par la chaleur ni l'acide nitrique, mais un léger nuage avec l'acide picrique.

On entend à l'aorte un murmure de quelque intensité.

De fortes doses de sulfate de quinine eurent raison de la fièvre en 4 jours. L'anasarque augmenta cependant et une légère ascite apparut, l'albumine se montra en quantité notable le 2 octobre.

Le 3, la quantité d'urine dépassait 1 litre 1/2 ; réaction acide, d = 1000, beaucoup d'albumine, de nombreux cylindres et de nombreuses cellules épithéliales.

Une dyspnée apparaît très marquée, un double épanchement pleural se développe. On lui ordonne une infusion de digitale et des toniques ferrugineux ; tout autre médicament est suspendu.

Le 10, il a un nouvel accès de fièvre, mais d'intensité moindre. On ajoute 15 gr. de sulfate de quinine aux autres médicaments.

Il n'y eut plus d'accès fébrile. L'albuminurie persista, cependant, diminuant peu à peu à mesure que l'état général s'améliorait.

Lorsque je vis le malade pour la dernière fois il avait encore un peu d'anasarque et d'albuminurie.

Le murmure aortique avait persisté.

Observation IV

Thayer. — Nephritis of malarial origin. — Case XX.

(Fièvre malarienne ; infection estivo-automnale ; néphrite aiguë hémorragique guérison).

G. B..., âgé de 20 ans, entré le 12 octobre 1897. Antécédents héréditaires nuls. Rougeole, coqueluche et varicelle dans le jeune âge.

Depuis un mois, il souffre d'une fièvre tierce quotidienne. Il a pris de la quinine et n'a pas eu d'accès depuis 5 jours. Il y a deux semaines, de l'œdème s'est montré aux malléoles et peu à peu s'est généralisé. L'urine a une couleur très foncée.

Examen physique : teint pâle, anasarque ; point maximum des pulsations cardiaques : 4me espace intercostal à 10 centimètres de la ligne médiane ; tension artérielle élevée, rate non palpable.

Le sang renferme les parasites du paludisme.

Urine jaune, acide ; d $=$ 1017, 4 gr. d'albumine par litre.

Sédiments : cristaux d'acide urique, cylindres et cellules épithéliales.

Du 15 au 20, légers accès quotidiens ; on ordonne la quinine et la température redevient normale le 23.

Régime lacté, bitartrate de potassium comme diurétique. Pilules de Blaud.

Le 23, l'urine devint noirâtre et contint des globules rouges ; elle diminua en quantité du 23 au 30, puis elle augmenta et arriva à dépasser 3.000 centim. cubes.

L'albumine diminua graduellement, l'œdème disparut le 26 octobre.

Pas d'hypertrophie cardiaque ; la pointe bat dans le cinquième espace à 8 centim. 8 de la ligne médiane. Il reste cependant de légères traces d'albumine dans l'urine.

Le 23 décembre, le malade quitte l'hôpital, ayant encore un peu d'albumine et quelques cylindres.

Il a été revu depuis son départ, il se trouve très bien. Une analyse de son urine indique : d = 1018, traces d'albumine, et quelques cylindres obtenus par centrifugation.

Observation V

Thayer. — Nephritis of malarial origin. — Case XXI.

(Fièvre malarienne, infection estivo-automnale ; néphrite aiguë hémorragique ; guérison).

C. K..., 31 ans, entré le 20 octobre 1897. — Pas d'antécédents héréditaires. A eu la rougeole et à 13 ans la diphtérie (?).

Depuis 20 jours il a des accès quotidiens interrompus parfois par la quinine.

Depuis deux jours les jambes se sont enflées, il a de la dyspnée d'effort. L'urine est rougeâtre.

Examen physique. — Teint pâle, anasarque, pas d'hypertrophie du cœur, rate non palpable.

Dans le sang, parasites de Laveran.

Urine : brun-rougeâtre, d = 1015, acide ; 4 gr. d'albumine
par litre. Sédiments abondants. Nombreux cylindres ; globules rouges, cellules épithéliales.

Le traitement par la quinine fut commencé le 21.

Le 23, la température était normale.

Le malade est mis au régime lacté. Bitartrate de potasse
comme diurétique. Plus tard ferrugineux. L'œdème diminue
lentement, il n'en reste plus le 15 novembre.

Urines : 700 centim. cubes le 21 octobre ; 1290 centim.
cubes le 22. Elle augmente encore et dépasse parfois 2500
centim. cubes.

L'albumine baisse rapidement ; le 24 décembre, il en reste
des traces ; plus de sang dans les sédiments. Hypertension
artérielle. Second bruit claqué à l'aorte.

Le malade, se sentant tout à fait bien, demande à sortir le
24 janvier.

L'urine était claire, acide ; d = 1010. Traces d'albumine.
Quelques cylindres.

Observation VI

Thèse de Canceil. — Service de M. le professeur Carrieu

J. B..., 30 ans. Antécédents héréditaires et personnels
n'offrant rien de particulier à signaler.

Au mois de septembre 1897, il contracte les fièvres intermittentes dans la Camargue, où il était allé vendanger ; les fièvres
durent jusqu'à fin octobre, les accès revenaient tous les deux
jours.

Le malade est soigné dans une maison de santé de Nîmes

d'où il sort incomplètement rétabli. Il fait à pied la route de Nîmes à Montpellier, où il arrive à bout de forces. Il est pris d'une céphalée très forte, de douleurs lombaires ; la figure et les jambes s'enflent, les urines diminuent, l'appétit disparaît. Le malade est obligé d'entrer à l'hôpital.

A l'examen, 19 novembre 1897 : homme faiblement constitué, au teint pâle et blafard. La face est bouffie, principalement au niveau des paupières et de la racine du nez. Le cou est également œdématié. Il y a de l'œdème de la paroi thoracique et de la région lombaire. Pas d'ascite. Les bourses sont un peu œdématiées ainsi que le pénis.

Sur les membres inférieurs on voit de l'enflure aux jambes, mais on n'en constate pas au niveau des cuisses. Le malade se plaint de la tête, il a par moments comme un voile devant les yeux, bourdonnements d'oreilles. Crampes dans les mollets et secousses électriques. Rate volumineuse et sensible. Cœur, 1er bruit un peu prolongé. Urines rares, couleur bouillon sale, albumineuses. Pollakiurie surtout nocturne.

Diagnostic : Néphrite paludéenne aiguë.

Le malade est mis au régime lacté.

22 novembre. — L'œdème a un peu diminué. Les urines sont troubles, mais très abondantes : 2150 centim. cubes. Elles contiennent 1 gr. 07 d'albumine par 24 heures. Le dépôt contient des globules rouges, beaucoup de leucocytes, de cellules épithéliales et quelques cylindres hyalins.

26. — Le malade a une diarrhée assez forte depuis deux jours. Rate grosse et douloureuse à la palpation. Urines abondantes, 1 gr. 68 d'albumine par jour.

28. — Diarrhée, œdèmes et céphalée diminuent.

6 décembre. — Le malade se trouve beaucoup mieux. Il prend 4 litres de lait. Urines : 2650 centim. cubes ; albumine, 1 gr. 26. Le dépôt contient beaucoup moins de cylindres, de cellules, de leucocytes. Plus de globules rouges.

10. — Urines, 1.800 ; albumine, 1 gr. 06.

11. — Urines, 2.500 ; albumine, 1 gr. 08.

14. — Urines, 2.600 ; albumine, 0 gr.75. Pas de cellules ni de cylindres.

28. — Urines très claires, 2.300 gr. ; albumine, 0 gr. 30.

3 janvier. — Urines, 2 litres. Traces légères d'albumine.

6. — Le malade sort en bon état. L'alimentation ordinaire a été reprise depuis une quinzaine de jours.

TRAITEMENT

Le traitement de la néphrite survenue au cours du paludisme aigu, doit reposer sur la double notion de l'altération rénale et de la cause spécifique de cette altération.

C'est d'ailleurs à cette double indication que devrait s'adresser le traitement idéal de toutes les néphrites infectieuses. Malheureusement, dans la plupart des cas, nous ne possédons pas de thérapeutique pathogénique réelle ; les antiseptiques généraux pris à l'intérieur sont les seuls moyens dont nous disposions à cet effet, et leur efficacité est si minime que nous les oublions généralement pour diriger tous nos efforts contre la lésion organique considérée indépendamment de sa cause.

Dans la néphrite paludéenne, au contraire, l'indication pathogénique peut être admirablement remplie, puisque le remède du paludisme, la quinine, possède, on le sait, la valeur d'un spécifique. Aussi le traitement pathogénique, partout le plus rationnel, prend-il ici une importance majeure. Il faut cependant se garder de certaines exagérations ; nous ne pensons pas que l'on puisse dire avec quelques auteurs : le traitement de la néphrite palustre = sulfate de quinine + alimentation copieuse. De plus, l'agent causal n'exerce son influence qu'un temps plus ou moins long, puis il disparaît et, avec lui, l'indication qu'il comporte.

En somme, le traitement pathogénique, dont nous devons attendre les meilleurs résultats, ne permet pas d'aller à l'encontre du traitement de la lésion et réclame au contraire son concours ; il doit être institué et mis au premier rang dès que son indication apparaît, mais on doit l'abandonner comme inutile et, par conséquent, nuisible lorsqu'a disparu l'agent morbide auquel il s'adresse.

Voici, en définitive, comment nous paraît devoir être établie la thérapeutique de la néphrite paludéenne.

Lorsqu'une albuminurie légère se manifeste, sans autres symptômes de complication rénale, au cours d'accès intermittents, le sulfate de quinine, administré suivant le type de la fièvre, en coupant court aux accès, suffira à lui seul à enrayer le processus de néphrite.

Si l'on constate des signes d'une atteinte sérieuse du rein, on devra instituer immédiatement le traitement banal de la néphrite, auquel on associera le sulfate de quinine pour diminuer ou faire disparaître au plus tôt l'action des toxines paludéennes. C'est à cette double thérapeutique qu'on aura recours tant que persisteront quelques-uns des signes de l'infection palustre (fièvre, engorgement de la rate, etc.).

Mais lorsque toute manifestation malarienne aura disparu, on se contentera du traitement dirigé contre les néphrites en évolution.

Le régime et l'hygiène en seront les moyens les plus puissants :

1° *Régime*. — Pendant la période inflammatoire, le régime lacté absolu est de rigueur.

Le lait est un aliment complet et c'est celui qui introduit le minimum de toxines dans l'organisme, il est en même temps un diurétique puissant et n'irrite pas le rein. Aussi faut-il le faire accepter des malades à tout prix, en le parfumant à leur gré pour vaincre leur répugnance, en le coupant d'une eau alcaline s'il produisait de l'intolérance gastrique.

Mais une fois la période inflammatoire terminée, quand les dernières traces d'albumine disparaissent lentement, il est inutile d'en prolonger l'emploi. On permettra alors un régime mixte en donnant d'abord quelques légumes verts, puis des féculents, des œufs, des viandes blanches, du pain, et enfin des viandes rouges.

Hygiène. — Le repos au lit sera prolongé aussi longtemps que possible. La station debout, le plus léger exercice amènent des retards dans la guérison ; la fatigue provoque des rechutes.

Il faut éviter avec soin le refroidissement et faire porter une ceinture de flanelle ; des frictions sèches ou alcooliques rendront la peau moins sensible à l'action du froid et activeront son fonctionnement.

Tous les autres moyens ont une valeur assez médiocre. On pourra provoquer la sueur par des injections de pilocarpine ou mieux par des bains d'air chaud. Contre la congestion active du rein et les douleurs lombaires, les ventouses scarifiées seront très utilement employées. A l'hématurie on opposera le tannin ou l'acide gallique à la dose de 1 gr. par jour. Si l'albuminurie était très abondante, le lactate de strontium la diminuerait rapidement sans parvenir cependant à la supprimer.

CONCLUSIONS

1° A côté de la dégénérescence amyloïde de la cachexie paludéenne, à côté de la néphrite conjonctive et scléreuse du paludisme chronique, il faut accorder une place à la néphrite parenchymateuse du paludisme aigu.

2° Cette néphrite est en tous points semblable à celles qui surviennent au cours des maladies infectieuses.

3° Le paludisme aigu peut la créer de toutes pièces sans qu'il soit nécessaire de faire intervenir une néphropathie antérieure restée latente.

4° Elle se termine habituellement par la guérison ; mais elle peut, dans certains cas défavorables, devenir l'origine d'un mal de Bright.

5° Elle doit être traitée par le sulfate de quinine associé au régime lacté tant qu'il existe quelque manifestation paludéenne, mais lorsque l'infection palustre a disparu, elle ne réclame d'autre médication que celle de toutes les néphrites infectieuses.

INDEX BIBLIOGRAPHIQUE

BLACKHALL (John). — Observations on the nature and cure of drop-
     siès, and particulary on the presence of the coagulable
     part of the blood in dropsical urine, 1818.

BOUILLAUD. — Clinique médicale de l'hôpital de la Charité, t. III,
     page 283, 1837.

RAYER. — Traité des maladies des reins, 1839.

CHENOUARD. — Recueil des trav. de la Soc. méd. du départ. de
     l'Indre-et-Loire, p. 101, 1845.

NÉRET. — Arch. gén. de méd., XV-509, 1847.

MARTIN-SOLON. — Gazette médicale, page 618, 1848.

LENZ. — De diffusa nephritide chronica, prœcipue respecto decur-
     su morbi post intermittentem febrim, 1865, Gryphiæ.

PEPPER. — American journal med. sc., 1866.

ROSENSTEIN. — Pathol. und therap. der Nierenkr. — Berlin, 1870.

BARTELS. — Krankh. des Harnapparates. Voy. Ziemssens Handb.
     der Pathol. Bd. IX, 1877.

HERTZ. — Malaria infectionen. Voy. Ziemssens Handb. der Path.
     Bd. II-2, 1877.

SOLDATOW. — Petersb. med. Wochenschr., 1878.

H.-V. BAMBERGER. — Sur la maladie de Bright et ses rapports avec
     les autres maladies (Sammb. Klinisch. vortrage, n° 173),
     1879.

BUSEY. — Amer. journ. med. sc., janvier 1873. — and. Trans.
     Amer. med. assoc., 1880.

DA COSTA. — De la mal. de Bright dans le cours de la fièvre inter-
     mit. — The med. Record, janvier 1880.

Loving. — *Columb. med. journ.*, p. 289, 1883.

Berkley. — *Maryland med. journ.*, p. 227, 1883.

Sorel. — Note sur un cas de fièvre tellurique avec hématurie intermittente. — *Union méd.*, p. 217, août 1881.

Atkinson. — Mal de Bright d'origine malarienne. — *Amer. journ.
of med. sc.*, juillet 1884.

Rosenheim. — *Deutsch. med. Woch.*, page 752, 1886.

Jaccoud. — Traité de Path. int., 1883.

    —   Clinique médicale, 1888.

De Brun. — Albuminuries palustres. — *Sem méd.*, 30 mars 1887.

Lecorché et Talamon. — Traité de l'albuminurie et du mal de
Bright, 1888.

Kiener. — Les altérations du rein dans l'impaludisme (C. R. de la
Soc. de biol., 1877).

Kelsch et Kiener. — Les altérations paludéennes du rein. — Arch.
de phys. norm. et pathol., 1882.

    —   Traité des maladies des pays chauds, 1889.

Pepper. — Traité du paludisme, 1891.

Fereira. — Sur l'albuminurie dans la malaria infantile. — *Revue
mens. des maladies de l'enfance*, 1893, p. 97.

Lancereaux. — Atlas, 1876.

    —   Clinique médicale, 1894.

Laveran. — Traité du paludisme, 2e édit., 1897.

Mannaberg. — Les maladies malariennes, Vienne 1898.

Rem Picci. — Les lésions rénales de l'infection paludique. — Poli-
clinico V, 1898.

Thayer. — *Americ. journal*, nov. et déc., 1898.

J. Canceil. — Thèse de Montpellier, juillet 1899.

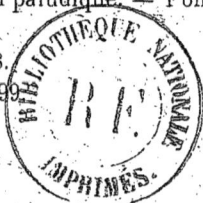

www.ingramcontent.com/pod-product-compliance
Lightning Source LLC
Chambersburg PA
CBHW070747220326
41520CB00052B/3081